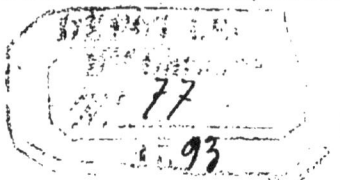

De l'Évolution et du Traitement

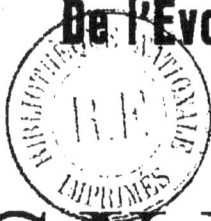

DE LA

SYPHILIS

PAR

Le Docteur Jules DAGOT

(De Paris)

MÉDECIN CONSULTANT

A AULUS pendant la Saison Thermale

Toulouse — Imprimerie MARQUÉS & Cie, boulevard de Strasbourg, 22

INTRODUCTION

En écrivant ces quelques pages en tête de notre opuscule, nous n'avons pas la prétention de faire œuvre de savant ; nous voulons expliquer simplement, sans phrases, l'évolution de la Syphilis ; mettre en relief les points qui pourront être utiles dans la vie journalière.

Nous avons en vue spécialement les cas désespérés; ceux qu'on juge incurables, à tort bien souvent, soit par ignorance de la cause du mal, soit par nécessité d'abandonner le traitement commencé. La Syphilis, en effet, « ce *Protée aux milles formes* », simule à s'y méprendre, les affections les plus terribles et qui semblent au-dessus des ressources de l'art. Nous avons parlé ailleurs de la *Syphilis cérébrale* qui amène des troubles paralytiques, épileptiques etc., justiciables, semblait-il autrefois, du traitement chirurgical. Plus n'est besoin aujourd'hui d'ouvrir le crâne pour enlever la tumeur qui cause soit la paralysie, soit les crises épileptiformes; le médecin sait reconnaître la nature de cette tumeur, par des symptômes précis; il peut, par une médication interne appropriée, faire disparaître la tumeur.

Combien de pauvres jeunes gens mouraient autrefois de prétendue *Phtisie pulmonaire* et qui auraient guéri en quelques semaines, si la cause de la maladie, la Syphilis, avait été reconnue !

Chez la femme surtout, à la période tertiaire, la Syphilis simule le cancer du rectum. Elle frappe l'enfant né de parents syphilitiques, qui se sont mal soignés, d'une sorte de *Diathèse scrofuleuse*, et il n'y a pas longtemps encore, ces enfants étaient regardés comme des scrofuleux ordinaires. On pense que, faute de connaître la véritable cause de la maladie, les remèdes demeuraient sans effets.

Le chancre de l'amygdale apparaît souvent sous forme d'une ulcération recouverte d'un enduit lardacé et diphtéroïde, grisâtre, épais et fétide. L'amygdale est volumineuse, la déglutition pénible. Les ganglions de l'angle de la mâchoire sont engorgés. Un malade, surtout un enfant, présentant de tels symptômes auxquels il se joint une anémie très prononcée, est-il atteint de Syphilis ou de *Diphtérie* ?

Vous comprenez déjà l'importance d'un diagnostic bien fait qui peut sauver la vie du malade grâce à l'institution du traitement spécifique.

Terrible maladie aussi, vous le prévoyez, celle dont les ravages ont pu en imposer pour la Tuberculose, pour le Cancer, pour la Scrofule maligne, pour la Diphtérie, ete.

Mais, hâtons-nous d'ajouter que, si de rares phtisiques guérissent. tous les syphilitiques traités d'une façon intelligente par un médecin, « sachant sa Syphilis » doivent guérir, même si l'affection est ancienne.

Mais, demandez-vous, quel traitement employer ? Le traitement mercuriel ? Le remède est souvent pire que le mal, si le malade dirige lui-même son traitement, le mercure étant entre ses mains une arme dangereuse.

L'inoffensif vésicatoire, appliqué sans le conseil du médecin, peut devenir la source d'accidents très graves, si vous l'employez chez certains sujets atteints d'affections rénales.

Donc au médecin de voir d'abord si vous êtes en état de commencer le traitement ; au médecin de vous conseiller les moyens d'atténuer les effets nuisibles du mercure, si l'organisme au bout d'un certain temps s'en fatigue ; à lui enfin de vous dire à quel moment vous devez l'interrompre, à quel moment vous devez le recommencer.

La médication mercurielle, malgré une bonne direction, ne produit-elle pas tous les effets qu'on doit en attendre, le médecin vous indiquera les médicaments que nous désignons en thérapeutique sous le nom d'adjuvants, qui favorisent et souvent augmentent les propriétés bienfaisantes du médicament fondamental. Tel l'ammoniaque dans une potion décuple le pouvoir existant du musc.

Dans notre second chapitre, nous nous attacherons à démontrer et à expliquer le rôle, à titre d'adjuvant au traitement mercuriel, des eaux minérales d'Aulus.

Évolution de la Syphilis

Nulle digue qui puisse arrêter ce torrent ;
Il saisit, à la fois, le docte et l'ignorant,
Le riche en son hôtel, le pauvre en sa cabane,
L'impie et l'homme sain qu'abrite la soutane,
Le vieillard, l'enfant même atteint souvent d'un mal
Dont il n'est pas lavé par le flot baptismal,
Et peut-être, aujourd'hui, parmi l'espèce humaine,
Il n'est plus un seul homme, et dans l'homme une veine,
Où, quoique bien souvent encore non révélé,
Le virus destructeur ne soit inoculé.

BARTHÉLEMY, poëme sur la Syphilis.

SYPHILIS

Cette fréquence de la maladie nous autorise à passer en revue les principaux signes qui pourront mettre le lecteur en garde contre son invasion, soit contre des complications qu'il ne sait à quelle affection attribuer ; l'accident initial nous le verrons souvent passer inaperçu.

Syphilis et Vérole.

Et d'abord que signifient ces deux expressions Syphilis et Vérole ?

Beaucoup de personnes pensent que ce sont deux maladies différentes. Disons tout de suite que ce sont deux mots synonymes.

Le mot Syphylis vient du nom d'un personnage imaginaire, Syphilus, créé par Frascator dans un poëme latin. Frascator suppose que Syphilus, galant berger de l'époque, a été le premier atteint d'une maladie spéciale aux organes génitaux. Ce serait Apollon courroucé, jaloux sans doute des triomphes d'un humain, qui lui aurait infligé cette maladie, source de tant de maux ! Les anciennes compagnes du berger la désignèrent, avec mépris, la maladie de Syphilus.

Le mot Vérole, qu'on prononce plus bas, vient de l'analogie de certaines éruptions de la maladie en question avec celles de la Variole, d'où Vérole.

Origine de la Syphilis.

Elle ne date pas de nos jours, ni même du fameux siècle de Louis XV. Notre siècle n'est pas plus corrompu que les siècles passés, notre patrie non plus n'est pas le berceau de ce fléau terrible comme pourrait le faire croire cette appellation du Moyen-Age : « Mal des Français ».

Des ossements des temps préhistoriques portent la trace indélébile et caractéristique des lésions syphilitiques. Le Moyen-Age, Rome sous les Césars, la Grèce, les Chinois 5,000 ans avant notre ère, ont connu la Syphilis. Aussi, Ricord a-t-il pu dire, paraphrasant spirituellement le premier passage de la Bible : « Au commencement du monde, Dieu créa le Ciel, la Terre, l'Homme et... les Maladies vénériennes ».

Comment on la contracte

Il ne faut pas jeter la pierre au malheureux syphilitique. Tous les adorateurs de Vénus n'ont pas autant de chances les uns que les autres et puis sachez que la Syphilis n'est pas toujours une vengeance de la Déesse sur ceux qui fréquentent ses autels.

En dehors des rapports sexuels qui sont l'occasion ordinaire de la contagion, la Syphilis peut se produire chez des sages-femmes qui ayant une écorchure à la main touchent des clientes syphilitiques. L'enfant infecté peut infecter la nourrice qui lui donne le sein.

Nous avons encore présent à la mémoire le cas d'une fillette de dix à onze ans, fille d'un restaurateur, qui vint nous trouver avec sa mère. Elle portait à la lèvre inférieure un bobo qui ne voulait pas guérir. C'était un chancre. Un interrogatoire discret nous apprit que cette enfant avait été infectée en buvant dans le verre d'un client syphilitique.

Evolution normale de la Maladie

Elle se divise cliniquement en trois périodes :

I

La Syphilis débute par un accident local au

point contaminé ; c'est le Chancre induré ou Chancre infectant.

L'accident est local, c'est-à-dire que, le plus souvent, il siège aux parties génitales. Il est évident que dans les cas auxquels nous faisions allusion dans le paragraphe précédent, le Chancre peut siéger aux doigts, à la lèvre, au mamelon, etc., etc.....

Nous devons aussi mettre le lecteur en garde contre l'idée qu'il peut se faire du mot *Chancre*.

Chancre, qui a la même, origine latine que cancer, éveille l'idée d'un animal aux pattes nombreuses, et qui dévore et ronge les tissus au milieu desquels il se trouve.

Le Chancre syphilitique est tout ce qu'il y a de plus traître, rien de si effrayant en lui de prime abord et, pour peu que vous ne soyez pas très soigneux de votre personne, le mal s'installera sans vous donner le moindre avertissement. Vous avez eu l'occasion de voir, étant au régiment, des camarades atteints de maladie vénérienne, vous avez entendu prononcer le mot Chancre. Alors vous avez pu voir une grande perte de substance comme si les tissus avaient été enlevés à l'emporte-pièce, une excavation profonde, une suppuration abondante, une douleur très vive, quelquefois l'inflammation d'un ganglion de l'aîne très douloureux, volumineux et désigné vulgairement « Poulain ».

Voilà la fausse idée que vous vous faites du Chancre syphilitique !

Le *Chancre syphilitique* est une petite écorchure très souvent passant inaperçue, d'autant qu'elle ne donne lieu à aucune douleur ; c'est à peine si quelques ganglions, souvent un seul, « le préfet de l'aîne », disait l'irrévérencieux Ricord, sont légèrement tuméfiés. En tous cas, pas de douleurs, pas de perte de substance appréciable; c'est, si vous le voulez, une simple écorchure, un coup d'ongle ne suppurant pas, à contours nettement arrondis.

Le Chancre qui hantait votre cerveau est le *Chancre mou*, ainsi appelé parce que saisi entre le pouce et l'index, comme si on voulait l'énucléer, il ne présente aucune induration des tissus au milieu desquels il repose.

Le Chancre syphilitique, exploré de la même façon, donne une sensation de tissu parcheminé.

Le Chancre syphilitique est encore désigné comme Chancre infectant, car il n'est que la première manifestation d'une maladie infectieuse que nous allons voir se dérouler.

Excusez-nous d'être entré dans tous ces dé-

tails, c'est pour vous prévenir et bien vous
graver dans la mémoire que les maladies les
plus dangereuses ne sont pas celles qui appa-
raissent avec le plus de fracas.

II

C'est généralement à la deuxième période que
les malades viennent trouver le médecin. Le
Chancre a passé inaperçu, la Syphilis a évolué
d'une façon toute locale en apparence, mais à
présent trop d'accidents éclatent, certains sont
visibles pour que l'affection reste ignorée
davantage.

Le malade aperçoit une éruption qui ressem-
ble vaguement à celle de la Rougeole ; elle apparaît sur le tronc, sur la poitrine, rarement sur
le front où elle constitue « le collier de Vénus ».
Elle est composée de petites taches rouge-som-
bre, pas saillantes, en nombre plus ou moins
grand. C'est le hasard qui fait découvrir cette
éruption, car elle ne provoque ni douleur, ni
démangeaison. Voilà la Roséole.

Les autres éruptions moins communes affectent d'autres formes que nous ne ferons que
vous nommer : Syphilides (c'est-à-dire éruptions) érythémateuses, pigmentaires, papuleuses,
pustuleuses, etc.

Si vous craignez d'avoir été infecté à la suite de rapport sexuel ou autre, défiez-vous et consultez un médecin, si vous voyez apparaître une éruption qui ne s'accompagne ni de douleur, ni de démangeaison. Les Syphilides qui se montrent sur les muqueuses, plaques muqueuses, siègent surtout à la bouche, à l'anus, sur les organes génitaux. Ce sont des élévures, des plaques allongées ou elliptiques recouvertes d'un enduit blanchâtre tout à fait caractéristique. Ces plaques peuvent se modifier suivant leur siège ; elles peuvent s'ulcérer ou au contraire s'hypertrophier.

Ainsi, souvent à la place de l'ancien Chancre apparaît une plaque ovalaire, ulcérée et le malade croit à la réapparition de son Chancre.

Au niveau de l'anus, les plaques muqueuses irritées par les frottements et les suintements de la région prolifèrent et ressemblent plus ou moins à des choux-fleurs.

La Syphilis à ce moment se lit souvent sur le visage de sa victime ; ce sont outre ce dérisoire collier de Vénus, des croûtes spéciales dans les cheveux, la barbe, les sourcils ; c'est une calvitie partielle particulière : l'*alopécie syphilitique ;* ce sont parfois des plaques muqueuses siègeant sur les lèvres. Le malheureux vérolé, honteux de lui-même, craint de paraître en public.

Souvent, aussi, il est obligé de garder la chambre pour une foule d'accidents qui éclatent dans cette seconde période : douleurs dans la continuité des membres, dans la tête, céphalée syphilitique simulant la migraine, toutes douleurs nocturnes qui le privent de sommeil. La fièvre s'allume, des affections oculaires se déclarent pouvant amener les désordres les plus graves. Notons surtout l'*anémie* spéciale syphilitique, anémie profonde et qui nous intéresse, nous hôtes d'Aulus, qui venons demander à ses sources des éléments réparateurs.

Inutile d'insister plus longuement sur les signes de cette période qui sont les mieux connus.

Notre malade sait qu'il a quelque chose d'anormal, il vient consulter; l'ennemi contre lequel nous le mettons en garde combat à visage découvert, point de crainte à avoir, vous avez des armes sûres pour en triompher. Médecins, notre rôle est de vous dire : « Veillez toujours, ne déposez pas les armes trop tôt, l'ennemi en fuite souvent revient à la charge, n'allez pas croire que vous devez vous soigner quelques jours seulement. Il faut un traitement continu, même si vous n'apercevez plus la trace du mal actuel. »

Tout l'orage peut éclater après des excès. Surtout si vous êtes marié, ne faites pas trop le vaillant, l'observation démontre que les excès vénériens paralysent les bons effets du traitement anti-syphilitique.

C'est à cette période que le virus est le plus actif, les causes de contagion plus faciles ; misérable serait l'époux qui, faute de se conformer à nos conseils, empoisonnerait la mère et l'enfant.

III

Il nous est permis de glisser rapidement sur la troisième période. Au point où nous en sommes, lecteur, vous savez que vous avez la Syphilis ; nous avons mis votre famille à l'abri de la contagion possible dans la période précédente. Ici, vous êtes seul en cause. Si vous négligez de vous soigner, seul vous en pâtirez. A la troisième période, la maladie n'est plus dangereuse que pour le syphilitique lui-même.

La Syphilis bien soignée peut ne pas dépasser la deuxième période. Quand les accidents tertiaires se produisent, il y a entre les deux un temps d'arrêt plus ou moins long. Nous retrouvons ici des lésions de la peau plus localisées,

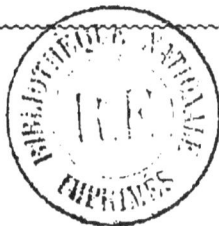

moins nombreuses, mais à ravages plus intenses.

Sachez qu'elles laissent des cicatrices indélébiles caractéristiques, qui marquent à tout jamais le malade qui suit un traitement fantaisiste.

C'est grâce à ces cicatrices cutanées que, dans notre clientèle, il nous est possible d'affirmer les relations d'une affection actuelle avec une ancienne Syphilis.

Le système osseux souvent est atteint : la Syphilis modifie le squelette, ici rongeant les os, là, en augmentant le volume. Sur des squelettes préhistoriques, on a retrouvé ces lésions et on a pu ainsi établir l'origine très ancienne de la maladie.

On voit, dans les rues, de ces malheureux dont la moitié du visage a été détruit, le nez rongé a disparu, la voûte palatine perforée.

Les gommes semées çà et là dans les divers tissus sont souvent, à cause du siège qu'elles occupent, les agents de compression des organes nobles : les centres nerveux entre autres.

Nous avons décrit ailleurs les accidents de la Syphilis cérébrale qui fait du malade un paralytique, un gâteux, un ramolli, un aliéné qu'on peut enfermer dans un asile. Ce chapitre spécial, nous l'avons traité dans un autre ouvrage à propos de l'amélioration de certains clients traités dans notre station thermale.

Les gommes, ailleurs, simulent à s'y méprendre les cancers de toutes sortes, seins, testicules, œsophage, rectum.

Que nous sommes loin de ces Syphilides qu'on affecte de ne pas soigner et dont on se rit volontiers : « Collier de Vénus ».

Comprenez-vous à présent, lecteur, l'utilité d'un traitement sérieux ?

Quelques mots de la Syphilis chez la femme

Le Chancre, chez elle, passe très souvent inaperçu à cause de la disposition des organes génitaux et des caractères inhérents au Chancre infectant que nous avons décrits. Chez elle, les plaques muqueuses des organes génitaux affectent la forme végétante. Ces plaques lubrifiées par les suintements irritants du vagin prolifèrent se ramollissant en certains points, se sèment ailleurs, toute la vulve est masquée par ces champignons infects. Elles laissent échapper une odeur pénétrante qui se sent à distance et fait deviner le mal chez la femme peu soigneuse d'elle-même.

Chez la femme mariée : pas d'enfants, mais

une série d'avortements à une période encore assez avancée de la grossesse ; ce sont des enfants morts dans le sein de la mère, macérés, putrides, causes d'infection pour la femme dont l'utérus a des plaies multiples en ce moment. Ou bien si la grossesse se prolonge un peu plus, la femme accouche d'un enfant né avant terme, petit, malingre, porteur de Syphilis et qui meurt, en règle générale, au bout de quelques jours. Nous faisons allusion, bien entendu, à des syphilitiques qui se soignent mal.

La Syphilis chez l'enfant. — Rapports avec la Scrofule.

Nous laissons de côté la Syphilis acquise soit du fait de l'allaitement par une nourrice infectée, soit du fait d'une vaccination septique.

La Syphilis héréditaire atteint l'enfant dans le sein de la mère : déjà dans la matrice il a à souffrir, sa nutrition est altérée.

A la naissance, il présente déjà des éruptions cutanées, puis de grosses cloques, du pemphigus, qui siègent à la face palmaire de la main et à la plante des pieds. Les plaques muqueuses de la cavité buccale causent l'infection de la nourrice.

Les os sont érodés, moins solides, poreux, déformés. Les organes internes, le foie surtout, sont tous malades.

Dans la deuxième enfance, le jeune Syphilitique se fait remarquer par un retard très accusé dans le développement de sa taille ; il a beau vieillir, il semble toujours enfant !

Il présente, du côté du squelette, des inflammations des os, des excroissances osseuses, des déformations surtout marquées aux membres inférieurs ; des mortifications des tissus qui détruisent la voûte palatine et le squelette des fosses nasales. De là, des écoulements fétides qui font de ces enfants un objet de répugnance pour leurs petits camarades.

Sur la peau, celle du visage spécialement, des ulcérations, les ganglions du cou se tuméfient, déforment la région, altèrent la peau qu'elles rongent et s'ouvrent à l'extérieur laissant derrière elles des cicatrices difformes, indélibiles.

La dentition est altérée, les dents sont en nombre insuffisant, mal implantées ; certaines d'entre elles, les incisives supérieures surtout, sont atteintes ; elles sont plus courtes, arrondies sur les angles, creusées d'une encoche sur le bord tranchant, elles portent sur leur revêtement externe, des sillons.

Des taies envahissent la cornée, les deux yeux

à la fois sont atteints et la vue troublée, si bien que les enfants désormais ne voient les objets qu'à travers un brouillard perpétuel.

L'ouïe, sans le cortège habituel des otites ordinaires, est altérée ; il en résulte une surdité rebelle.

Les amygdales, le fond de la gorge sont labourées par des ulcérations sans cesse envahissantes et destructives que les anciens nommaient des Scrofulides malignes. Ces accidents nombreux ne ressemblent-ils pas en tous points aux accidents de la Scrofule vulgaire? C'est qu'en effet il y a entre les deux maladies d'étroits rapports, et aujourd'hui la plupart des Cliniciens ont tendance à rejeter presque toute l'ancienne Scrofule de Bazin et à ranger les accidents les plus sérieux soit dans le chapitre Tuberculose, soit dans celui de la Syphilis. Les examens bactériologiques justifient les classifications du premier groupe ; le traitement anti-syphilitique juge la question des pseudo-scrofulides. Celles-ci ne la guérissent pas par le traitement ordinaire de la Scrofule véritable ; elles cèdent toujours au traitement syphilitique.

TRAITEMENT

D'après le professeur Fournier, formulant en cela l'opinion des médecins actuels, la base du traitement est l'administration des deux grands remèdes qu'avec juste raison on appelle les « spécifiques de la Syphilis », à savoir le mercure et l'iodure. Mais, remarque judicieusement le professeur, ces deux médicaments administrés longtemps, d'une façon continue, perdent singulièrement leur efficacité. Pour ces deux remèdes, comme pour tant d'autres, la continuité d'usage crée une accoutumance qui affaiblit, amoindrit et finit par annuler leurs effets thérapeutiques.

Les eaux d'Aulus, grâce à leur composition chimique, conviennent comme adjuvant aux deux spécifiques, augmentent leur pouvoir en les rendant plus assimilables, les remplacent momentanément quand on doit cesser leur administration à cause de leurs effets irritants; enfin, en activant toutes les fonctions vitales, elles fortifient l'organisme et le rendent plus capable de résister aux poisons morbides.

De même que nous avons exposé le mal, nous ferons connaître le remède.

Historique des eaux d'Aulus.

Nous l'empruntons aux journaux de la Station :

« Un nommé Lacrampe, ancien infirmier, vint se fixer à Aulus à la fin du siècle dernier. Dès qu'il vit le dépôt des sources sur la rive du Garbet, il se douta qu'elles devaient avoir des propriétés thérapeutiques. Il les essaya et le premier reconnut qu'elles possédaient des propriétés laxatives, diurétiques et dépuratives.

« Une femme, connue vulgairement sous le nom de *Ma Bouno*, qui avait, dit-on, une affection ancienne, rebelle à tout traitement, essaya, d'après le conseil de Lacrampe, de boire de cette eau. Apprenons qu'à cette époque l'eau était sale, boueuse, habitée par des crapauds, des salamandres.

« *Ma Bouno* parvint à se débarrasser de son mal en avalant chaque matin quelques verres d'eau minérale.

« Un peu plus tard, on vit arriver au village un détachement du 4ᵉ de ligne commandé par le lieutenant Darmagnac. La plupart des soldats, leur chef lui-même, à qui *Ma Bouno* avait conté sa cure, se mirent à fréquenter la source.

Vénus, paraît-il, avait eu à se venger du dieu Mars et Esculape n'avait pas encore su panser les blessures de la divinité.

« La guérison inespérée du lieutenant surtout fit grand bruit parmi les officiers et chirurgiens du 4ᵉ. Elle fut le point de départ de la renommée dont jouissent actuellement les sources d'Aulus.

« Aujourd'hui, l'établissement thermal peut offrir des eaux recueillies directement à la source et que ne peuvent altérer les eaux pluviales elles-mêmes.

« Outre les buvettes, parmi lesquelles la renommée a consacré la buvette Darmagnac, il y a une installation hydrothérapique où les vertus des eaux peuvent être utilisées comme douches générales, douches localisées, lombaires, périnéales, douches vaginales ».

LEURS PROPRIÉTÉS

Que devons-nous attendre d'une cure à Aulus? Nous envisagerons plusieurs cas.

I

LA SYPHILIS EST EN PLEINE ÉVOLUTION

Les malades dont la constitution n'est pas encore ébranlée par le traitement ordinaire voient s'accroître les propriétés curatives de ce traitement. Sans aller aussi loin que Gubler (*Leçons de thérapeutique* à la Faculté de Paris) qui enseignait qu'aucun médicament n'est spécifique, même pas le mercure contre la Syphilis, les cliniciens aujourd'hui admettent un certain nombre de médicaments synergiques.

Ceux-ci, agissant dans le même sens que le médicament dit spécifique, le remplacent quand la santé l'impose. L'expérience d'un siècle, les observations que nous sommes à même de publier chaque année, nous permettent de classer les eaux d'Aulus parmi les synergiques du mercure et de l'iodure de potassium.

Cette eau a des propriétés altérantes comme le mercure et l'iodure. C'est ce qui explique que, comme l'iodure surtout, elle compte à son actif de nombreuses guérisons de dermatoses telle que l'eczéma constitutionnel.

Administrée sous forme de bains, elle produit une action détersive contre les Syphilis rebelles. Sous forme de douches vaginales, elle agit en plus à titre d'antiseptique par l'iode qui entre dans sa composition.

Absorbée par le tube digestif, elle fait tolérer par l'estomac les spécifiques que certains tempéraments ne peuvent supporter. La thérapeutique a recours souvent à ces associations médicamenteuses : un médicament servant pour ainsi dire à l'autre d'introducteur dans l'économie. Par exemple l'opium, ajouté au chloral, anesthésie momentanément la muqueuse stomacale et masque l'action irritante du chloral.

En passant dans le torrent circulatoire, elle ajoute ses effets à ceux du mercure rendant celui-ci plus assimilable, probablement en le transformant en chlorure, puis tous deux pénètrent dans l'intimité des tissus pour en modifier l'élément fondamental, « la cellule vivante. »

II

LE TRAITEMENT SPÉCIFIQUE EST MOMENTANÉMENT SUSPENDU

L'eau exerce seule son action dépurative. L'alliée se trouve ici seule en présence de l'ennemi, les forces sont moins puissantes, il est vrai, mais qu'importe, elles le tiennent toujours en échec malgré ce semblant d'armistice. Le malade ne perd pas les bénéfices de son traitement commencé.

De plus, par ses propriétés laxatives et diurétiques, l'eau provoque l'élimination par les deux principaux émonctoires de l'économie, les intestins et les reins, des particules de mercure non employées et devenues irritantes par un séjour trop prolongé.

Ces mêmes propriétés entretiennent une tension toujours faible dans le système circulatoire, une déplition relative des vaisseaux éminemment favorable à l'absorption ultérieure des médicaments.

III

SYPHILIS ANCIENNE — FAUSSE SCROFULE DES ENFANTS.

A vous sur qui la Syphilis ancienne a laissé la marque de son funeste passage, anémie, cachexie; aux enfants de syphilitiques, elle offre par ses alcalins et l'iode qu'elle renferme des principes réparateurs.

Qu'on nous permette ici de revenir sur l'importance capitale du traitement anti-syphilitique chez les enfants dits scrofuleux. Les parents ne savent pas que la Syphilis chez leurs enfants peut très bien ne se manifester que longtemps après la naissance , Syphilis héréditaire tardive bien étudiée dans ces années dernières, tous les accidents qui éclatent alors sont mis sur le compte du Lymphatisme, de la

Scrofule. Le mal ne peut être conjuré, on ignore sa véritable origine.

Les parents ont trop de tendance à bénéficier, eux, des eaux thermales et à en priver leurs enfants. Et cependant que peuvent les bains de mer contre ces faux scrofuleux ?

L'eau mise en contact avec la peau dissout les matières sébacées des follicules, ramollit l'épiderme, modifie la vitalité du derme comme agent respiratoire et cutané.

Prise à l'intérieur, elle exerce par son iode et aussi par *ses propriétés antisyphilitiques* une action dépurative sur le système lymphatique en particulier : elle amène la résolution des engorgements ganglionnaires. Elle forme avec les matières animales des combinaisons qui détruisent sur place les principes morbides. Ainsi s'expliquerait son action antiseptique sur les ulcérations cutanées, les inflammations torpides du tissu osseux, le coryza pseudo-scrofuleux.

C'est à ses alcalins surtout qu'elle doit d'augmenter la fluidité du sang, les phénomènes d'osmose plus faciles, l'absorption de l'oxygène plus importante.

Toute la vie cellulaire reçoit une impulsion active, ce qu'attestent l'augmentation de l'urée

dans les urines et l'exhalation plus considéra-
ble d'acide carbonique.

La nutrition est modifiée favorablement par
son action sur le tube digestif. D'une façon
générale, toutes les muqueuses qui en dépen-
dent ont leurs sécrétions plus abondantes. .

La viande se digère plus facilement, ce que
l'expérience a réalisé : la digestion duodénale,
en effet, s'opère mieux sur la fibrine quand le
suc pancréatique est en présence d'une eau
alcaline telle qu'Aulus.

Le mucus des voies biliaires devient plus
fluide, d'où décongestion du foie.

Les reins sécrètent une plus grande quan-
tité d'urine dans laquelle les matériaux fixes
sont augmentés. Le mercure non employé s'y
retrouve à l'état de chlorure double.

IV

NOURRICES ET NOURRISSONS

Oserons-nous ouvrir en terminant cette
petite parenthèse ? Nous savons qu'on a peine
à se décider à faire suivre un traitement aux
enfants proprement dits, à plus forte raison au
bébé et à sa nourrice.

Et cependant ne sait-on pas que le meil-

leur moyen d'administrer un médicament au
bébé est de le donner à sa nourrice? Par la
sécrétion lactée s'éliminent la plupart des
principes qui ont fait partie du sang.

Terminons en insistant avec le professeur
Fournier sur la nécessité de continuer
longtemps le traitement et concluons de même :
« A maladie chronique, il faut traitement
chronique. »

Dr JULES DAGOT
De la Faculté de Paris.

PETIT GUIDE D'AULUS

— Aulus?... Où prenez-vous donc Aulus?

Telle est l'exclamation que pourrait pousser parfois
le boulevardier, à monocle blasé, des grandes villes de
France, qui ne connaît la chaîne majestueuse des Pyrénées que par les lointains échos de la réputation
mondaine de Luchon, Bigorre et Cauterets...

Dans notre plaisant pays de Gaule fin de siècle, nul
n'est censé ignorer ni la loi — ni même la géographie.

C'est donc uniquement pour notre agrément person-
nel que nous écrivons ces lignes rapides...

Chacun prend, paraît-il, son plaisir où il le trouve !

AULUS

Aulus est une charmante commune du canton d'Oust, arrondissement de Saint-Girons, département de l'Ariège. *Aoulus*, en langue du pays, signifie *haut village*. Son altitude est de 776 mètres.

Aulus se développe dans un des plus riants vallons, qui émergent à l'extrême limite de la frontière pyrénéenne de la France, au pied de montagnes atteignant 2,800 mètres de hauteur. La petite ville, d'abord adossée au *Caïzardé* (montagne des Isards), s'étend maintenant, modernisée, exubérante, vers l'Etablissement Thermal et le grand Casino du Parc.

Le paysage est ravissant, éclairé aux rayons du soleil, attiédis par l'ombre épaisse d'une ceinture de sapinières sempiternellement verdoyantes. La nuit, aux inconstantes clartés de la lune, le panorama est plus poétique encore, avec le front neigeux des pics géants qui semblent se replier sur eux-mêmes, s'arc-bouter et descendre par degrés vers la ville, comme pour mieux entendre les éclats de rire des groupes heureux de promeneurs.

Quant au climat, c'est le printemps en permanence. On le peut voir s'épanouir aux visages joufflus de gaillardes jeunes filles et à l'inaltérable santé des robustes vieillards indigènes, si curieux dans leur costume patriarcal.

Pour venir à Aulus.

Aulus n'est certes pas au bout du monde. On y arrive facilement par tous les *trains express* ou *trains omnibus* de Paris, Marseille, Perpignan, Bordeaux, Bayonne, Toulouse.

Ces trains s'arrêtent à Boussens (ligne de Toulouse-Bayonne).

A Boussens, on monte dans les wagons du chemin de fer de cette station à Saint-Girons. Trajet, 3/4 d'heure.

De Saint-Girons à Aulus, on prend la voiture qui fait le *service de correspondance du chemin de fer.* A des prix modérés on peut aussi s'offrir des calèches confortables, enlevées au galop des chevaux vigoureux du pays. Trajet : 1 heure 1/2 environ.

Dans quelques quarts d'heure, on peut donc arriver de Saint-Girons à Aulus, sans la moindre fatigue, contempler le spectacle grandiose du Salat torrentueux, du Garbet émaillé de truites, des cascades mugissantes, des pyramides capricieusement enchâssées qui escaladent le ciel et faire ainsi la première excursion — impossible, hélas! à bien décrire — entre la plaine monotone, délaissée au loin, et le vertigineux amoncellement des montagnes.

*
* *

Un gîte à Aulus.

On a l'embarras du choix. Il y a des *hôtels de premier ordre* et des *maisons meublées* pour les familles. Les plus modestes ménages peuvent aisément vivre journellement, à raison de 3 ou 4 fr, par personne.

Le Société civile des thermes d'Aulus est propriétaire de l'*Hôtel du Parc,* à proximité de l'Etablissement thermal et du Théâtre. La nombreuse clientèle, qui lui reste fidèle, a consacré depuis longtemps son excellente réputation bien méritée.

*
* *

Établissement thermal.

L'installation des buvettes, des bains et de l'hydrothérapie est complète. L'eau des griffons arrive au verre du buveur avec sa température d'origine. Toutes les baignoires sont alimentées par simple différence de niveau. Il y a une grande salle de douches pour hommes ; une autre pour dames ; des cabines spéciales pour douches ascendantes, douches périnéale, lombaire, etc.

Un doucheur et une doucheuse de Paris font le service de l'hydrothérapie.

*
* *

Distractions à Aulus

THÉATRE. — On donne une représentation chaque soir. La troupe joue l'opéra-comique, l'opérette, la comédie, le vaudeville.

CONCERTS. — Il y a deux concerts par jour. A 8 heures du matin, au kiosque situé près de l'*Etablissement thermal* ; à midi et 1/2, sous le péristyle du *Casino du Parc*. Le Théâtre et les Concerts sont dirigés, depuis quelques années, par M. Laurent Luigini, actuellement 1er chef d'orchestre au théâtre d'Angers, — compositeur fécond, mélodiste d'une originalité enveloppante, dont on applaudissait naguère au Capitole le ballet la *Fée des Algues*, une de ses dernières partitions, merveilleusement épanouie sur le livret de Marcel Saubens.

CERCLE D'AULUS. — Il est décoré avec beaucoup de goût, ainsi que la *salle de jeu* et le *salon de conversation*.

EXCURSIONS AUTOUR D'AULUS. — Ce serait pour nous le plus intéressant chapitre à traiter ; mais il vaut mieux laisser à chacun la délicieuse intimité de l'impression personnelle.

Les excursions sont nombreuses, faciles, attrayantes.

Signalons la *Cascade du Fouillet*, qui fournit à M. Tiburce Bibès, l'audacieux procréateur de l'électricité à Aulus, un moteur puissant et constant ; l'*Etang de l'Hers* ; le *Port de Coumebière* ; le *lac du Garbet* ; le *lac de Guzet* ; le *col de la Trappe* ; la *vallée d'Ustou* où s'apprivoise toute la collection des *ours* qui s'en vont ensuite dodeliner leur *danse* fameuse dans les cinq parties du monde ; les *ruines de Castel-Minier* remontant à sept ou huit siècles ; enfin la *cascade d'Ars*, haute de 110 mètres, qui est, sans contredit, la plus belle des Pyrénées.

Les excursionnistes qui désireraient franchir la frontière et s'aventurer un peu sur le territoire espagnol n'ont qu'à continuer leur route au-dessus de la cascade d'Ars. Après quelques heures de marche, on arrive à *Tabascan*, en pleines castagnettes de la Catalogne.

CHASSE ET PÊCHE. — Pour les disciples de Saint-Hubert, grives, cailles, perdreaux, bécasses, lièvres, coqs de bruyère, isards, renards, loups et ours. Pour les fanatiques de la pêche, tous les poissons de riviè- res ainsi que des truites succulentes, soit aux divers *lacs* de la montagne, soit tout simplement au *Garbet* qui salue Aulus dans son rapide passage.

LIVRES ET JOURNAUX. — Un *salon de lecture* est ouvert au public dans le *Casino du Parc*. On y trouve les principaux journaux de Paris et des dépar- tements, sans en excepter le *Progrès d'Aulus*.

La librairie Ferré, voisine de l'*Allée des Thermes*, possède toutes les publications anciennes et modernes.

Un marchand de journaux — le brave Tap — am- puté et médaillé de la guerre de 1870, vend à l'arrivée de chaque courrier, la *Dépêche*, le *Sud-Ouest*, le *Midi Républicain*, le *Petit Marseillais*, le *Petit Méridio- nal*, la *Petite Gironde*, la *Gazette d'Aulus*, le *Progrès d'Aulus* et bon nombre de journaux de la région.

Ainsi, plaisirs à Aulus pour tous les âges et distrac- tions pour tous les goûts.

*
* *

A la lecture de cette trop sommaire esquisse, quel- que boulevardier, encore incrédule, s'enfoncera, peut- être, le monocle dans l'autre œil en s'écriant :

— Aulus est donc un coin du Paradis perdu ?

— Ou retrouvé, mon camarade ! Après ça, si vous ne voulez pas me croire, allez-y... *boire !*

Paul de LACOMBELLE

DIRECTEUR DU *Progrès d'Aulus;* MEMBRE DE LA SOCIÉTÉ DES GENS DE LETTRES.

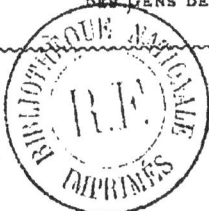

www.ingramcontent.com/pod-product-compliance
Lightning Source LLC
Chambersburg PA
CBHW071421200326
41520CB00014B/3515